PHYSIOLOGIE

DE L'INFLAMMATION DIFFUSE

ET DE

L'INFECTION PURULENTE.

PHYSIOLOGIE

DE L'INFLAMMATION DIFFUSE

ET DE

L'INFECTION PURULENTE,

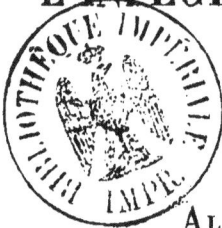

PAR

Alfred ESTOR,

PROFESSEUR AGRÉGÉ A LA FACULTÉ DE MÉDECINE DE MONTPELLIER.

« Le clinicien et le pathologiste reconnaîtront que tout n'est point fait au sujet de l'infection purulente, et qu'il est encore beaucoup de points douteux. »

TROUSSEAU, *Leçons cliniques sur l'infection purulente puerpérale.*

MONTPELLIER,

J. MARTEL AÎNÉ, IMPRIMEUR DE LA FACULTE DE MÉDECINE,
RUE DE LA CANABASSERIE 2, PRÈS DE LA PRÉFECTURE.

1863

PHYSIOLOGIE

DE L'INFLAMMATION DIFFUSE

ET DE

L'INFECTION PURULENTE.

Dans un mémoire récent [1], nous avons réuni, sous la
dénomination commune de *lésions diffuses*, un certain
nombre de maladies chirurgicales, dont le caractère
essentiel est de s'étendre, pour ainsi dire, à l'infini,
de se présenter aux yeux du chirurgien sans réaction
comme sans limites. Le phlegmon diffus, l'érysipèle
chirurgical, les phlébites et lymphangites diffuses, la
fièvre puerpérale en sont les exemples les plus remarquables. Nous avons cherché à mettre en lumière
l'affinité qui unit chacun de ces états morbides à
l'infection purulente ; mais, lors de la publication de

[1] Mémoire lu à la Société de médecine et de chirurgie
pratiques de Montpellier, le 31 juillet 1860.

1

ce premier travail, nous n'étions pas à même d'indiquer l'identité de nature de l'infection purulente et des lésions diffuses proprement dites.

Aujourd'hui, toute obscurité nous semble avoir disparu, et nous nous proposons de présenter dans ces quelques pages une théorie qui rend parfaitement compte de la marche des phénomènes dans toute cette classe de maladies chirurgicales, remarquables et par leur fréquence et par leur gravité.

I.

LES PHÉNOMÈNES LOCAUX DE L'INFLAMMATION SONT SOUS LA DÉPENDANCE DU SYSTÈME NERVEUX.

Les anatomo-pathologistes modernes ont observé et décrit avec le plus grand soin tous les changements vasculaires propres aux diverses périodes de l'inflammation. Le resserrement des capillaires, si bien observé sur les animaux par Bruecke, Wharton Jones, Paget, Lebert, etc., ouvre la scène morbide : il coïncide avec une plus grande rapidité du cours du sang. Ensuite les capillaires se dilatent, et cette dilatation s'accomplit toujours dans l'inflammation, dont elle constitue une circonstance essentielle. Dès que les vaisseaux se dilatent, la circulation se ralentit.

Plus tard, le mouvement du liquide devient irré-
gulier; il avance et recule alternativement; suivant
l'expression de Vogel, il oscille comme le balancier
d'une horloge; enfin, il s'arrête tout-à-fait, les vaisseaux se déchirent et le sang se répand dans les
parties qui les avoisinent.

Mais les capillaires se resserrent-ils spontanément; ou bien, le parenchyme de l'organe, en se
contractant, les force-t-il à diminuer de volume?
Telle est la question que se pose Vogel, et il ne cache
pas l'embarras qu'elle lui cause [1]. La dilatation,
dit M. Houel, coïncide avec le premier symptôme
indiqué par les auteurs, la rougeur : cette dilatation peut aller de $1/6$ à $1/3$ au-dessus de la largeur
normale des vaisseaux, comme l'ont démontré Bruecke
et Lebert, et elle est *toute mécanique* [2]. Marshall-
Hall fait dépendre les phénomènes de l'inflammation
de trois conditions successives : l'adhérence des globules sanguins aux parois des capillaires, l'obstruc-
tion consécutive de ces vaisseaux et l'élargissement
des petites artères. Dans cette théorie, les vaisseaux

---

[1] Traité d'anatomie pathologique générale. Paris, 1847,
p. 469.

[2] Manuel d'anatomie pathologique générale et appliquée.
Paris, 1862.

sont regardés comme passifs ; ils se distendent en
vertu d'un cause entièrement mécanique, et, en fait,
leur agrandissement est une simple dilatation[1].

Mais, dès long-temps, bien des auteurs ont protesté
contre ce rôle passif imposé aux parties les plus déliées
des organes de la circulation. Il y a plus de vingt
années que Henle faisait observer que si les vaisseaux
n'étaient que des tubes élastiques, la circulation de-
viendrait dans les plus petits un courant continu.
Mais, ajoute-t-il, le sang animé par le cœur, d'un
mouvement progressif uniforme, coule ici avec plus
de rapidité, là avec plus de lenteur, et parcourt en
plus grande masse, tantôt une voie, tantôt l'autre,
parce que la lumière des tubes est susceptible d'un
changement vital de son diamètre[2]. Il est vrai qu'il
n'étend son observation qu'aux petites artères, se
réservant de faire pour les capillaires des études
ultérieures. Cette réserve ne l'empêche pas, d'après
M. Lebert, d'admettre dans l'état inflammatoire une
paralysie des nerfs vasculaires avec antagonisme entre
ceux-ci et les nerfs sensitifs.

---

[1] Leçons de clinique médicale de Graves, traduites par
Jaccoud. Paris, 1863, T. I, p. 68.

[2] Anatomie générale de l'Encyclopédie anatomique, T. II,
p. 45.

M. le docteur Marey pose, en principe, que la circulation capillaire est caractérisée par les résistances
que le sang éprouve dans les petits vaisseaux, et par
la faculté que ces petits vaisseaux possèdent de mo-
difier spontanément leur calibre. Le système vasculaire, dit-il, peut, sous certaines influences nerveuses,
se relâcher ou se contracter de telle sorte, qu'en définitive, la vitesse du courant sanguin peut varier sous
l'influence des deux ordres de nerfs vaso-moteurs.
D'après la plupart des physiologistes, il semble que
ces influences nerveuses sur la circulation se produisent le plus souvent sous forme d'action réflexe. Pour
le même auteur, la congestion s'explique naturelle-
ment par le relâchement des vaisseaux de la partie
malade : il en est de même de l'inflammation. Il est bien
entendu que ce relâchement est, d'après M. Marey,
sous la dépendance du système nerveux vasculaire ;
car il va jusqu'à espérer la découverte de moyens
propres à agir localement sur certains plexus du grand
sympathique, et à combattre directement l'inflammation dans sa cause, c'est-à-dire dans le trouble nerveux qui lui a donné naissance [1].

M. Béclard est tout aussi explicite : Les vaisseaux

[1] Marey, Physiologie médicale de la circulation du sang.
Paris, 1865.

capillaires, dit-il, jouissent d'une contractilité beaucoup plus développée que celle des artères, et ailleurs :
L'influence du nerf grand sympathique sur la circulation se fait sentir surtout sur les vaisseaux capillaires.
Il rappelle immédiatement ces expériences mémora-
bles inaugurées par M. Cl. Bernard, faites en même
temps en Allemagne, en Angleterre et en Amérique
par MM. Budge, Waller et Brown-Sequard, qui ne
permettent plus de douter que les vaisseaux sanguins
ne soient doués d'une contractilité vivante influencée
par les fibres nerveuses qui les accompagnent.

Les filets nerveux des vaisseaux appartiennent
surtout au grand sympathique, qui, enlaçant de ses
innombrables ramifications l'ensemble du système
circulatoire, exerce son influence, dit M. Longet,
non-seulement sur les viscères et les organes de la
tête, de la poitrine et de l'abdomen, mais encore,
comme l'admettent la plupart des physiologistes, sur
les membres eux-mêmes.

Voici le résumé de ces expériences devenues classiques. Aussitôt après la section du filet sympathique
cervical, il survient une augmentation de chaleur dans
tout le côté correspondant de la face : cet accroisse-
ment de la calorification peut s'apprécier par la main
très-facilement. Quand on plonge le thermomètre

comparativement dans les oreilles ou les narines de
l'animal, on constate que la température est plus
élevée de 4 à 6° centigr. du côté où le filet du grand
sympathique a été coupé [1] ; mais en même temps
qu'on observe cette augmentation dans la chaleur d'une
moitié de la face, la circulation y devient plus active,
ce qu'on peut observer facilement sur les oreilles du
lapin. Sur l'animal déjà en expérience, si l'on galvanise le bout supérieur du grand sympathique divisé,
tous les phénomènes qu'on avait vu se produire par la
destruction de l'influence du grand sympathique chan-
gent de face et sont opposés : la pupille s'élargit, l'ouverture palpébrale s'agrandit, l'œil fait saillie hors de
l'orbite ; d'active qu'elle était, la circulation devient
faible ; la conjonctive, les narines, les oreilles, qui
étaient rouges, pâlissent. Si l'on cesse le galvanisme,
tous les phénomènes primitivement produits reparais-
sent peu à peu, pour disparaître de nouveau à une
seconde application du galvanisme. On peut continuer
à volonté cette expérience, la répéter autant de fois
que l'on voudra, toujours les résultats sont les mêmes.
Si l'on applique une goutte d'ammoniaque sur la conjonctive d'un chien du côté où le nerf a été coupé, la

---

[1] Mémoires de la Société de biologie. 1851.

douleur détermine l'animal à tenir son œil obstiné-
ment et constamment fermé. Mais , à ce moment, si
l'on galvanise le bout supérieur du sympathique coupé,
malgré la douleur qu'il éprouve , le chien ne peut
maintenir son œil fermé, les pau pières s'ouvrent lar-
gement, en même temps que la rougeur produite par
le caustique diminue et disparaît presque entièrement [1].

De cette augmentation dans la vascularisation et
dans la calorification des organes à un état vraiment
inflammatoire , la transition est bien facile. L'inflammation de la conjonctive, signalée par Dupuis, John
Reid, etc., est si fréquente, que bien des auteurs l'ont
considérée comme une conséquence immédiate de la
lésion du nerf sympathique. M. Cl. Bernard fait observer que cette inflammation peut manquer, après
la section du filet cervical, chez les animaux d'une
constitution robuste et d'une bonne santé relative ;
mais il a soin de faire observer que si les animaux
en expérience deviennent malades spontanément, ou
subissent quelque autre opération susceptible de les
affaiblir, on voit aussitôt les muqueuses oculaire et
nasale , seulement du côté où le nerf sympathique a
été coupé , devenir très-rouges, gonflées, et produire

[1] Cl. Bernard, *id.*

du pus en grande abondance. Les paupières restent habituellement collées par du mucus purulent, et la narine en est fréquemment obstruée.

Dans une autre expérience, un chien chez lequel le filet cervical du grand sympathique avait été coupé, fut soumis à l'extraction d'une certaine quantité de liquide céphalo-rachidien. Cette dernière opération rendit l'animal malade, et produisit une inflammation des centres nerveux : il mourut cinq jours après. Ce qu'il y eut de remarquable, c'est que les muqueuses de la face correspondant à la section du sympathique devinrent le siége d'une inflammation violente, dès le moment où l'animal commença à s'affaiblir par la maladie. Il y avait une suppuration abondante de la narine, de la muqueuse buccale et de la conjonctive gauches ; tandis que, du côté opposé, les mêmes muqueuses étaient à l'état normal. De sorte que l'on voit ici que l'inflammation des membranes muqueuses, qui est bien la conséquence de la section du sympathique, n'a pu se manifester que lorsque l'animal s'y est trouvé prédisposé par un état morbide antérieur [1].

L'ablation de certains ganglions, ajoute M. Cl. Bernard, produit encore des effets de vascularisation

---

[1] Lecons sur la physiologie et la pathologie du système nerveux, T. II, p. 549.

qui donnent lieu très-facilement à des inflammations violentes. Snellen a constaté des faits analogues.

Les observations et les expériences de M. Lebert ne nous paraissent pas détruire les conclusions qu'on est en droit de déduire des expériences précédentes. Pour étudier expérimentalement la question de l'influence du système nerveux sur l'inflammation , M. Lebert a enlevé le sacrum à des grenouilles , puis a coupé tous les troncs nerveux , au nombre de quatre , qui se rendent au membre inférieur, lequel était alors complètement paralysé. En étudiant alors comparativement la circulation et l'irritation inflammatoire dans ces membres privés de tout mouvement et dans ceux qui n'avaient subi aucune mutilation , nous n'avons , dit M. Lebert, constaté aucune différence ; bien au contraire , la section de tous les nerfs rendait ces études plus faciles [1].

M. Lebert est-il bien sûr, dans ses expériences, de s'être débarrassé complètement de l'influence du système nerveux, et, en particulier, des filets les plus intéressants au point de vue qui nous occupe , du nerf grand sympathique. Aucun détail anatomique ne lui donne le droit de faire une pareille supposition.

[1] Traité d'anatomie pathologique générale et spéciale , T. I, p. 58.

Chez l'homme, ce sont les ganglions en rapport avec les seconde et troisième vertèbres lombaires qui envoient sur l'aorte, au moment de sa division, des filets assez nombreux et assez forts pour accompagner fort loin dans le membre inférieur les vaisseaux qu'ils enlacent. Chez l'homme, par conséquent, alors surtout que le grand sympathique serait la cause première des accidents vasculaires de l'inflammation, l'expérience de M. Lebert serait inévitablement suivie des résultats qu'il a remarqués. Chez la grenouille, les études anatomiques auraient dû précéder l'expérimentation; bien plus, la division inférieure de l'aorte au-dessus du sacrum chez ces animaux indique que les filets nerveux des vaisseaux artériels du membre pelvien proviennent probablement d'un point supérieur à cet os. Dès-lors, l'expérience de M. Lebert est tout simplement confirmative de celles de M. Cl. Bernard, et prouve que, pour la réalisation des phénomènes inflammatoires, le grand sympathique a seul une influence incontestée [1].

[1] Tous les nerfs vasculaires n'appartiennent pas au système du grand sympathique. En 1851, Ludwig signala l'influence exercée par la corde du tympan sur la circulation de la glande sous-maxillaire. M. Cl. Bernard, ayant pratiqué la section de ce filet nerveux, vit immédiatement les vaisseaux de la glande se resserrer. La galvanisation du bout périphérique de la corde

Nous appuyant donc sur l'opinion de M. Cl. Bernard, de MM. Longet [1], Béclard, Marey, de l'auteur de l'article *Inflammation* du Dictionnaire de Nysten, et sur l'avis de tous les physiologistes modernes, nous concluons que *les phénomènes locaux de l'inflammation sont sous la dépendance du système nerveux.*

II.

EN PATHOLOGIE COMME EN PHYSIOLOGIE, LES PHÉNOMÈNES RÉFLEXES SE PRÉSENTENT AVEC UNE FRÉQUENCE EXTRÈME DANS LES FONCTIONS DU SYSTÈME NERVEUX.

Une impression faite à nos organes et transmise aux centres nerveux par les nerfs sensitifs, peut, sans

du tympan divisée amène aussitôt la dilatation de ces mêmes vaisseaux. En même temps que ces vaisseaux se dilatent, le sang revient rutilant par les veines de la glande, et si l'on incise l'une d'elles, il s'élance, comme d'une plaie artérielle, en jets saccadés. On comprend toute l'importance, pour l'explication des phénomènes locaux de l'inflammation, de l'étude de ce système nerveux paraissant avoir une action antagoniste du grand sympathique. L'obscurité qui règne encore sur cette partie de la physiologie du système nerveux ne doit pas nous arrêter pour le but que nous poursuivons. Il nous suffit qu'on admette l'influence incontestable du système nerveux sur la production des phénomènes locaux de l'inflammation, quelle que soit la partie de ce système qui y préside directement.

[1] Traité de physiologie, T. II, p. 587.

être perçue, devenir le point de départ d'une incitation réfléchie sur les nerfs moteurs. On nomme *réflexes* les mouvements qui en dépendent, et *pouvoir réflexe* ou propriété excito-motrice la puissance qui les produit. Les expériences destinées à mettre en lumière la réalité et l'énergie des mouvements réflexes sont devenues classiques, et nous n'avons pas l'intention de les rappeler en ce moment. On a tout d'abord étudié des mouvements réflexes de la vie animale ; ils succèdent à l'irritation des nerfs sensitifs céphalo-rachidiens, et sont très-faciles à produire sur les grenouilles décapitées ; ils peuvent suivre aussi l'excitation des filets sensitifs du grand sympathique : c'est à cette classe qu'appartiennent les mouvements qui se produisent si énergiquement dans l'éclampsie se déclarant aux premières douleurs de l'accouchement. Les mouvements réflexes des muscles de la vie organique peuvent, à leur tour, succéder à l'irritation des nerfs sensitifs du centre encéphalo-rachidien ou du grand sympathique. En effet, une sensation vive de la peau fait battre le cœur avec violence, même après la section des pneumo-gastriques ; la dilatation de la pupille accompagne les maladies vermineuses.

Les mouvements réflexes ont, au début, presque exclusivement absorbé l'attention des physiologistes,

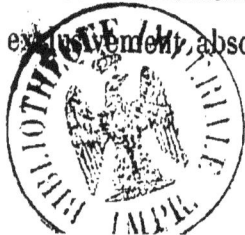

et cependant cette sorte d'irradiation nerveuse peut s'observer dans tous les filets nerveux, de quelque nature qu'ils soient. L'extension à toute une moitié de la face de la douleur due à une dent cariée; la propagation de la douleur d'un doigt affecté de panaris aux autres doigts, à la main, au membre thoracique tout entier; les sensations pénibles dues à une brûlure et s'étendant bien au-delà du point lésé; le prurit du gland, symptôme d'une irritation de la muqueuse vésicale par un calcul; la douleur sympathique du genou dans la coxalgie; les douleurs lombaires, suite de lésions testiculaires ou utérines, sont tout autant de faits bien constatés qui prouvent la fréquence d'une irradiation nerveuse réflexe d'un nerf sensitif sur un autre nerf sensitif.

Enfin, on ne peut pas mettre en doute que les nerfs vaso-moteurs ne soient aussi susceptibles d'être influencés par action réflexe : la peau de la face rougit, et les battements de l'artère faciale sont plus énergiques dans les névralgies du nerf trijumeau; le pouls est plus fort, et d'un côté seulement, dans le panaris et les inflammations de la main; la présence sur la langue d'une substance sapide active la circulation des glandes salivaires; l'irritation de la muqueuse pituitaire donne une activité anormale à la sécrétion lacrymale. Les faits pathologiques de cette nature sont très-nombreux, et ne paraissent pas être soupçonnés par la plupart des pathologistes. A la suite des brûlures étendues de la surface du corps, les accidents mortels sont presque toujours occasionnés par la présence de congestions sanguines dans la plupart des viscères de l'économie.

Ces congestions internes doivent-elles être attribuées, comme le voudrait M. Follin, à un arrêt subit dans les vaisseaux superficiels? Pour d'autres auteurs, la formation de ces congestions s'expliquerait aisément par la quantité considérable de sérosité dont le sang se trouve privé dans certaines brûlures étendues. Les accidents seraient donc expliqués, dans la première hypothèse, par un afflux considérable de liquide vers les organes intérieurs; dans la seconde, par une diminution notable dans la quantité du liquide sanguin. Il est bien plus naturel de ne voir dans ces productions hypérémiques qu'un phénomène réflexe, ayant son point de départ dans les lésions de sensibilité si énergiques du début de l'accident. Ce qui le prouve, c'est la fréquence extrême dans la symptomatologie des brûlures de phénomènes réflexes sur lesquels aucune discussion ne peut avoir lieu. Le tremblement des membres, les convulsions, la syn-

cope et la mort subite, accidents fréquents dans ce
genre de lésions traumatiques, ne peuvent avoir d'autre
origine qu'une action réflexe s'exerçant sur le système
nerveux moteur, ou plus spécialement sur le pneumo-
gastrique.

Un autre argument peut se tirer de ce fait, constaté
par M. Follin, que la pleurésie et la pneumonie sont
assez fréquentes *surtout dans les brûlures du thorax.*
Or, cette fréquence ne peut s'expliquer que par les
relations nerveuses qui établissent seules une connexion entre les poumons et la cage thoracique, et,
d'un autre côté, par ce fait, sur lequel nous aurons
occasion de revenir, que, dès qu'une impression est
parvenue à la moelle, l'incitation centrifuge qui en
dérive a une tendance singulière à se communiquer
surtout aux nerfs dont l'origine se rapproche le plus
de celle des nerfs sensitifs irrités [1].

Jetons un regard sur les circonstances qui favorisent
la production des phénomènes réflexes.

Sur une grenouille décapitée, si l'on saisit forte-
ment à l'aide d'une pince ou si l'on brûle une des
pattes du train postérieur, on voit survenir aussitôt

---

[1] Longet, *loc. cit.*, p. 287.

non-seulement un mouvement convulsif du membre excité, mais encore des contractions violentes dans les quatre membres. Si l'on épuise par la rapide production de nombreux mouvements réflexes la puissance excito-motrice de la moelle, on voit bientôt l'excitation du membre être suivie simplement de la contraction de ce membre lui-même ; plus tard, le mouvement convulsif se borne seulement aux muscles sous-jacents à l'irritation. Des observations de ce genre ont conduit les physiologistes à admettre ce fait, sur lequel Herbert Mayo et Calmeil avaient tout d'abord attiré l'attention, que l'impression transmise au centre nerveux éprouve de la tendance à se communiquer spécialement à ceux des nerfs moteurs dont l'origine se rapproche le plus de celle des nerfs sensitifs excités.

Des observations pathologiques du même genre pourraient être citées en grand nombre. Dans les fractures des deux os de la jambe, un des nombreux filets nerveux qui avoisinent le tibia est exposé à être irrité, déchiré même par les fragments osseux. Cette circonstance est signalée par tous les auteurs comme une cause énergique et fréquente de tétanos ; mais bien plus souvent cette irritation occasionne simplement des phénomènes réflexes douloureux, ou bien des mouvements convulsifs irréguliers et involontaires

dans tout le membre malade. Le tétanos, phénomène
réflexe à grande distance, est beaucoup plus rare que
la présence de douleurs considérables ou de mouvements convulsifs dans le membre lésé; douleurs et
mouvements qui ne sont autre chose que des phénomènes réflexes s'accomplissant entre des nerfs à origines rapprochées.

En second lieu, l'influence de l'état du sang sur la
facile production des phénomènes réflexes ne peut
être révoquée en doute. La soustraction d'une certaine
quantité de sang, par la phlébotomie par exemple,
facilite au plus haut degré l'apparition de mouvements
convulsifs dans les membres, la production d'une
syncope, plus rapide encore à se montrer si le blessé
est debout, c'est-à-dire si l'anémie de la moelle est
plus intense. Voilà donc démontré par l'expérience
directe le vieil adage : *Sanguis moderator nervorum.*
La diminution des globules du sang doit encore être
rangée parmi les causes prédisposantes des phénomènes réflexes pathologiques.

L'anémie et la chlorose, qui se font remarquer par
cette lésion anatomique, donnent lieu très-facilement
à des palpitations, des lipothymies, des syncopes, et
à une foule d'autres accidents nerveux qui rentrent au
plus haut degré dans la classe des phénomènes réflexes.

L'hystérie est dans le même cas : sur 40 hystériques observées dans les hôpitaux de Paris, M. Coste [1] a rencontré 34 fois du bruit de souffle dans les vaisseaux du cou, et 40 fois tous les autres symptômes de la chlorose. M. Brown-Sequard attache une si grande importance étiologique à la quantité relative de sang que reçoit la moelle, que dans les paralysies réflexes hystériques il conseille, toutes les nuits et souvent dans le courant de la journée, de faire coucher la malade sur le dos, en ayant soin de lui placer la tête et les membres sur des oreillers ou des coussins élevés, de manière à produire par l'action de la pesanteur une congestion sur la moelle épinière. Sans aller si loin, on sait très-bien que, par la position horizontale, on diminue considérablement la durée d'un accès d'hystérie, ou on prévient complètement les accidents réflexes se produisant pendant la phlébotomie.

Si l'on jette un coup-d'œil sur l'ensemble des phénomènes réflexes pathologiques, bien constatés par les physiologistes et les pathologistes, on semble autorisé à admettre le fait suivant : Aux incitations fortes correspondent des phénomènes réflexes à courte distance, c'est-à-dire se passant entre des nerfs à origines

[1] Thèse inaugurale. Montpellier, 1863.

rapprochées; aux incitations faibles correspondent des phénomènes réflexes à longue distance. Un corps étranger étant introduit dans les tissus chez un individu sain et robuste, l'inflammation qu'il provoque ne se borne pas aux parties directement en contact avec lui, elle se propage toujours à une petite distance, et c'est par une réaction portant sur les tuniques contractiles des vaisseaux que les physiologistes expliquent cette légère extension de l'inflammation. Tous les phénomènes dénotent une irritation vive, mais se passent dans un siége très-restreint.

La pneumonie franchement inflammatoire ne donne pas lieu à des phénomènes réflexes éloignés, mais s'accompagne d'une douleur sympathique ayant son siége au-dessous du mamelon. Cette douleur résulte d'un phénomène réflexe s'accomplissant entre des nerfs ayant des origines très-rapprochées [1]. En effet, les filets nerveux qui viennent se perdre dans la peau de la région sus-indiquée appartiennent presque exclusivement au quatrième nerf intercostal. Ce nerf, près de son origine, sur les côtés de la colonne vertébrale, se trouve en connexion avec les quatrième et cinquième ganglions thoraciques, ceux-là mêmes qui envoient dans

---

[1] Leçons orales de M. le professeur Rouget.

l'intérieur du poumon la presque totalité des filets sympathiques qui pénètrent sa substance. En résumé, toute inflammation franche donne naissance à des phénomènes réflexes qui se bornent au voisinage de la partie atteinte.

Examinons, au contraire, ce qui se passe à la suite de localisations sans importance. Au début d'une affection catarrhale, le moindre coryza donne très-facilement lieu à des douleurs contusives dans tous les membres. Au début du rhumatisme se montrent toujours des symptômes généraux plus ou moins intenses, des frissons irréguliers, un sentiment de courbature, des douleurs vagues dans tout le corps : tous ces symptômes coïncident avec une localisation si peu importante, que le malade distingue à peine l'articulation qui est sous l'imminence d'un travail morbide considérable. Mais la contre-épreuve ne tarde pas à se manifester : vingt-quatre heures plus tard, une arthrite rhumatismale des plus intenses apparaît, dès-lors tout phénomène à grande distance s'éteint comme par enchantement; tout se borne à l'articulation malade.

L'hystérie ne peut être considérée aujourd'hui que comme un ensemble de symptômes résultant d'un état d'excitation et de souffrance des organes génitaux de la femme, et de la réaction de cette souffrance sur le système nerveux. Comparez les symptômes de l'hystérie avec ceux du cancer de l'utérus, et vous verrez, dans le premier cas, une lésion quelquefois si légère qu'elle passe inaperçue être le point de départ des phénomènes réflexes les plus éloignés; dans le second, une véritable désorganisation des tissus occasionner encore quelques phénomènes sympathiques, mais se produisant sur des organes voisins de l'utérus.

L'étude des phénomènes réflexes qui se présentent pendant le cours de la grossesse répond aux deux derniers paragraphes : elle nous montre, d'un côté, l'apparition de phénomènes réflexes coïncidant avec une diminution notable des globules et de l'albumine ; de l'autre, des accidents nerveux, très-étendus au début de la gestation, vers la fin, au contraire, se passant dans une zone plus étroite.

Presque dès le commencement de la grossesse, disent MM. Becquerel et Rodier [1], la proportion des globules diminue, et cette diminution, variable pour chaque sujet, continue d'une manière presque incessante jusqu'à l'époque de l'accouchement. La quantité de l'albumine, ajoutent-ils, diminue d'une manière sensible, quoique dans une proportion beaucoup moins

[1] Traité de chimie pathologique appliquée à la médecine pratique.

forte que celle des globules. En même temps que ces symptômes se manifestent du côté du sang, apparaissent des névralgies dentaires, du ptyalisme, des vomissements, des palpitations, des syncopes, accidents nerveux sympathiques ou réflexes. Mais une chose remarquable, c'est que, les causes prédisposantes fournies par le sang se maintenant, augmentant même jusqu'à l'époque de l'accouchement, les manifestations sympathiques, citées il n'y a qu'un instant, diminuent d'intensité ou cessent de se produire. Elles sont remplacées par d'autres, affectant des organes plus rapprochés de l'utérus conformément au dernier principe que nous avons rappelé. Des douleurs lombaires, des sécrétions vaginales, une constipation opiniâtre, qu'on a trop de tendance à considérer comme un symptôme de voisinage, remplacent alors le ptyalisme et les vomissements.

De même qu'un léger frôlement de la plante des pieds amène des convulsions générales, tandis qu'une violente contusion du même organe n'occasionne des phénomènes réflexes que dans les points voisins de la blessure; de même la présence dans l'utérus d'un embryon de quelques semaines fait naître des effets sympathiques sur des organes très-éloignés, tandis qu'un fœtus presque à terme n'en produit que dans les

organes qui sont avec la matrice en connxieons nerveuses immédiates.

Pour résumer les circonstances qui favorisent la
production des phénomènes réflexes, nous avons donc
à noter : 1° le rapprochement des origines des nerfs
incidents et réflexes, ou, pour suivre le langage de
Marshall-Hall, des nerfs eisodiques et exodiques, ex-
pressions qui n'impliquent que des idées d'entrée et de
sortie ; 2° l'influence énergique résultant de la compo-
sition du sang ; 3° la nature des incitations, qui fortes
font sentir leur influence à de courtes distances, faibles,
au contraire, ont un retentissement beaucoup plus
éloigné.

III.

L'INFLAMMATION DIFFUSE ET L'INFECTION PURULENTE S'EXPLIQUENT
DE LA MANIÈRE LA PLUS NATURELLE A L'AIDE DES CONNAIS-
SANCES REÇUES SUR LES PHÉNOMÈNES RÉFLEXES.

Nous avons rangé parmi les lésions diffuses le
phlegmon diffus, les phlébites et lymphangites diffuses, l'érysipèle chirurgical, la pourriture d'hôpital,
la fièvre puerpérale, etc. Toutes ces lésions présentent ce caractère remarquable d'être essentiellement
constituées par une inflammation diffuse et de pouvoir
donner naissance ; aboutir à l'infection purulente.

Dans une autre occasion [1], nous avons cherché à prouver l'identité de leur nature par l'identité des causes qui les amènent, des symptômes qui les caractérisent, du traitement qui leur convient. Aujourd'hui, nous allons attirer l'attention sur l'identité des phénomènes de physiologie pathologique qui leur appartiennent : en d'autres termes, nous nous proposons de prouver que les lésions diffuses proprement dites sont caractérisées par des phénomènes réflexes, dans lesquels la réaction se fait sur des nerfs assez voisins de ceux qui sont excités; l'infection purulente, plus rare, est caractérisée par un ensemble de phénomènes réflexes à grandes distances.

L'inflammation diffuse est une inflammation qui s'étend, pour ainsi dire, de proche en proche par continuité de tissu. Comment peut se faire cette propagation? Après tous les détails dans lesquels nous sommes entré au sujet de l'influence du système nerveux sur la production des phénomènes locaux de l'inflammation, la réponse n'est pas douteuse : Le système nerveux peut seul présider à cette propagation par l'association successive des filets nerveux qui animent la partie malade.

[1] Des lésions diffuses. Montpellier, 1862.

Une des preuves les plus convaincantes , parce qu'elle s'adresse à la pratique de tous les jours, nous est fournie par l'utilité des émissions sanguines locales dans certains points déterminés. Dans la pneumonie, une application de sangsues *loco dolenti* produit les plus rapides et les plus heureux effets : nous avons déjà vu les connexions nerveuses qui existent entre la peau des régions voisines du mamelon et les vaisseaux du poumon. Dans l'orchite, les sangsues sont tous les jours appliquées sur le trajet du cordon (expression fausse qui semble indiquer l'intention des praticiens de dégorger directement les vaisseaux qui se rendent au testicule). L'expérience a sanctionné cette pratique, et la théorie explique ses heureux résultats. L'artère spermatique naît au niveau de la deuxième vertèbre lombaire ; les filets du grand sympathique qui la recouvrent viennent, en grande partie, du ganglion placé sur les parties latérales du corps de cette vertèbre. D'un autre côté, la portion des téguments qui recouvre le canal inguinal est innervée par les branches qui dépendent de la première paire lombaire ; celle-ci, à son tour, s'anastomose avec le ganglion du grand sympathique, qui fournit à l'artère spermatique la plupart des filets qui l'enlacent. La planche 54 de l'atlas de Ludovic Hirschfeld (et l'on sait avec quelle exactitude est exécuté cet ouvrage) semble avoir été conçue pour la démonstration de ces relations anatomiques. En d'autres termes, la peau qui est au dessous du mamelon, et les vaisseaux du poumon, reçoivent leurs nerfs d'une même tranche horizontale de la moelle ; la peau qui recouvre le canal inguinal, et les vaisseaux du testicule, sont dans les mêmes rapports. Les relations nerveuses peuvent seules expliquer les bienfaits d'une application de sangsues dans les cas qui précèdent ; car il n'en existe pas d'autre entre les téguments qui entourent une cavité splanchnique et les organes contenus à l'intérieur. Les sangsues appliquées au périnée amendent rapidement les inflammations de la muqueuse urétrale ; on en donnerait facilement une explication analogue aux précédentes.

Nous trouverions aisément la contre-épreuve des données qui précèdent. Certes, si l'utilité de la contraction des vaisseaux est manifeste, si le dégorgement d'une partie est indispensable, cela doit être surtout dans les cas où son augmentation de volume est la cause des accidents les plus graves. Eh bien ! consultez les classiques sur l'utilité des émissions sanguines locales dans les cas de hernies engouées ou étranglées, ils vous répondront que ce moyen n'a jamais été accepté qu'avec défiance. Cela doit être ; car, en présence d'une tumeur herniaire, on agit en aveugle, sans savoir s'il y a la moindre relation sympathique entre le lieu d'application et l'organe malade ; on se trompe souvent, je devrais dire toujours, car les nerfs de la peau qui recouvre les canaux inguinal ou crural n'ont aucune communication avec les filets sympathiques qui se jettent sur l'artère mésentérique supérieure, et l'insuccès devient la règle. On pourrait étendre cette enquête ; mais il nous semble avoir rappelé assez de faits contrôlés par l'expérience, pour qu'on ne puisse plus mettre en doute ce principe, admis par tous les physiologistes contemporains : que le système nerveux préside aux phénomènes locaux de l'inflammation, à sa propagation, etc. Or, le système nerveux transmet par réflexion les lésions qui sont sous sa dépendance.

Du reste, l'étiologie des phénomènes réflexes est, de tout point, applicable à l'inflammation diffuse.

1° Les phénomènes réflexes se produisent surtout facilement entre des nerfs à origines rapprochées. Ne voyons-nous pas l'inflammation diffuse envahir avec une rapidité funeste les vaisseaux, et surtout les veines ? Et nous savons que les divers plexus du grand sympathique fournissent aux vaisseaux un grand nombre de petites branches qui les accompagnent dans tout leur trajet. Ribes a suivi des filets du grand

sympathique sur l'artère crurale jusqu'à l'artère po-
plitée ; mais ils arrivent en réalité beaucoup plus
loin , car Henle en a trouvé dans les artères d'un
très-petit calibre , par exemple dans des artères de
la pie-mère, ayant 0^{mm},009.

L'inflammation diffuse envahit tout aussi rapidement les séreuses les plus étendues, et surtout le
péritoine ; il semblerait au premier abord que cette
extension facile est contraire à la loi précédente. Il
n'en est rien : une expérience remarquable de M. Cl.
Bernard prouvant qu'un point restreint du système
nerveux tient sous sa dépendance la circulation capillaire de la séreuse abdominale. Sur un gros chien-
mouton, jeune, à jeun, on enleva les deux ganglions
solaires par une plaie faite à l'abdomen. Aussitôt après
l'opération, on retira à l'animal 100 grammes de sang
veineux ; puis, la plaie fut recousue et l'animal laissé
en repos jusqu'au lendemain ; trois jours après, il
était mort. A l'ouverture de l'abdomen, on vit une
rougeur écarlate de toutes les parties contenues dans
le ventre. Cette rougeur appartenait essentiellement
au péritoine, et elle s'étendait sur toute la surface des
intestins, sur le mésentère, sur ses appendices grais-
seux. Cette teinte rouge vif résistait parfaitement au
lavage ; elle était partout uniforme, et ne paraissait pas,

à l'œil nu, offrir d'arborisation ; au microscope, on y voyait une injection capillaire excessivement fine et abondante. Cette expérience prouve, d'après M. Cl. Bernard, que l'ablation des ganglions solaires produit une péritonite particulière, avec dilatation énorme des vaisseaux capillaires [1]. Il nous suffit qu'elle indique qu'un point déterminé du système nerveux tient sous sa dépendance la circulation capillaire de tout le péritoine, circonstance on ne peut plus favorable à la production des phénomènes réflexes.

Les lésions diffuses, telles que le phlegmon diffus, l'érysipèle chirurgical, la fièvre puerpérale, viennent, par leur fréquence, se placer après les inflammations diffuses des vaisseaux et des séreuses ; il serait superflu de démontrer que ces altérations s'adressent à des points de l'organisme qui n'ont pas entre eux les connexions nerveuses notées pour les veines ou le péritoine.

Enfin, au point de vue de la fréquence, l'infection purulente se place en dernier lieu, et elle est caractérisée par des phénomènes réflexes à grandes distances, c'est-à-dire se produisant entre des organes sans relations nerveuses immédiates.

[1] Cl. Bernard, Leçons sur la physiologie et la pathologie du système nerveux, T. II, p. 523.

2° Les qualités du sang ont la plus grande influence sur la production des phénomènes réflexes, et par contre sur les lésions diffuses. MM. Becquerel et Rodier [1] posent, en principe, que ce qui reste acquis à la science au sujet de l'état du sang dans la fièvre typhoïde peut se résumer de la manière suivante : 1° Dans la fièvre typhoïde, au début, il n'y a, en général, aucune altération du sang ; 2° quand la maladie est confirmée, les globules et l'albumine diminuent sous l'influence de la diète, des pertes que subit le malade, épistaxis, diarrhées, etc.

Que notons-nous au sujet des lésions diffuses paraissant pendant le cours de la fièvre typhoïde ? Que, rares ou nulles au début, elles surviennent à la fin de la deuxième période ou pendant la troisième, avec une telle fréquence, que M. Grisolle considère la fièvre typhoïde comme celle de toutes les maladies aiguës qui leur donne le plus souvent naissance : M. Louis les a notées chez un sixième des individus. Ces lésions diffuses se présentent sous forme d'inflammations, d'ulcérations et d'eschares des téguments, naissant à la moindre provocation (quelquefois sans cause appréciable, car M. Grisolle a observé le sphacèle de la

[1] Traité de chimie pathologique appliquée à la médecine-pratique, p. 127.

peau de la cuisse, du scrotum, du pied et de la lèvre
inférieure), et marchant avec une rapidité inouïe
en présentant tous les caractères de l'érysipèle chirurgical.

La fièvre puerpérale, qui rentre au plus haut degré
dans les lésions diffuses, vient justifier encore cette
assimilation étiologique entre ces lésions et les phénomènes réflexes.

A la suite d'un travail considérable, M. Hersent
pose les conclusions suivantes :

1⁰ La modification appréciable du sang dans la
fièvre puerpérale grave consiste dans une forte augmentation de l'eau, dans une diminution extrêmement
considérable des globules, et dans une diminution
également très-grande de l'albumine.

2⁰ Plus ces modifications sont faibles, moins la
maladie est grave.

Dans l'infection purulente, d'après MM. Andral et
Gavarret, l'état du sang se rapproche, au plus haut
degré, de celui que l'on observe dans les fièvres
typhoïdes confirmées, et par suite dans la fièvre
puerpérale.

Dans la scrofule, le sang éprouve des altérations
analogues à celles que nous venons de noter. Le docteur Nicholson, par l'examen microscropique et des

analyses chimiques souvent renouvelées, a constaté dans le sang des scrofuleux une diminution dans la proportion des globules, dont le chiffre peut descendre jusqu'à 64. Et n'a-t-on pas signalé dans la marche des lésions chez les scrofuleux un véritable phagédénisme? Ne sait-on pas qu'à la moindre excoriation les ganglions s'enflamment par suite d'un phénomène réflexe? Ne voit-on pas tous les jours, à la suite de l'inflammation et de la suppuration d'un ganglion lymphatique, les ganglions voisins s'engorger à leur tour, et donner naissance à ces maladies interminables qui font le désespoir des malades et des médecins, maladies que le fer rouge modifie de la manière la plus heureuse ?

Voilà donc, démontré par les analyses chimiques les plus exactes, ce fait que les lésions diffuses sont presque toujours précédées, toujours influencées par cet appauvrissement du sang que nous avons vu favoriser au plus haut degré la production des phénomènes réflexes, appauvrissement du sang que nous aurions pu prévoir en songeant à l'étiologie de ces lésions, qui peut se résumer endeux mots : conditions anti-hygiéniques, inoculation dans le sang d'une matière septique.

3° Les phénomènes réflexes, le plus généralement

admis et étudiés, présentent ce caractère particulier, qu'à une excitation faible répondent des sympathies éloignées, à une excitation forte répondent des sympathies rapprochées de l'excitation.

Les lésions diffuses se comportent-elles de la même manière? Évidemment, oui. Le panaris, phlegmon diffus des doigts, succède le plus souvent à une plaie si restreinte, qu'aux premiers symptômes du mal il est impossible de la retrouver. Les érysipèles chirurgicaux, au rapport de M. Desprès, compliquent plus facilement les petites plaies que les grandes. La réunion immédiate, qui simplifie à un si haut degré une surface traumatique, est accusée de favoriser l'infection purulente chez ceux qui s'y trouvent prédisposés.

Tous les observateurs n'ont-ils pas noté que le début de l'infection purulente coïncidait avec l'amendement de tous les phénomènes locaux de l'inflammation et de la suppuration? La plaie devient blafarde et sèche; tandis que M. Follin rappelle que depuis long-temps on a remarqué que l'état vermeil des plaies ne laisse point craindre l'apparition de la pyohémie.

En résumé, les lésions diffuses, caractérisées par des phénomènes réflexes à longue distance, succèdent à des excitations faibles, à des plaies légères. Voici

la contre-épreuve : à mesure qu'on augmente l'intensité de la cause provocatrice, on voit la réflexion se
rapprocher du point excité. Si on laisse suppurer les
plaies, on a moins de chance de voir le malade suc-
comber à une infection purulente. Veut-on localiser
un phlegmon diffus, on fait de longues et profondes
incisions, on augmente l'intensité des phénomènes
réflexes se produisant dans les parties en contact avec
le bistouri, mais on empêche ceux qui propageaient en
quelque sorte à l'infini l'inflammation et la suppuration. Enfin, cautérise-t-on au fer rouge une surface
traumatique, on porte à leur apogée les phénomènes
réflexes se passant dans les tissus qui ont été en
contact avec le feu ; mais on éloigne toute chance de
phénomènes réflexes à grande distance, toute chance
de lésion diffuse ou d'infection purulente.

IV.

Dans une autre occasion [1], nous avons résumé les
principales théories imaginées par les auteurs pour
expliquer la formation des abcès multiples.

[1] De la diérèse. Thèse de concours pour l'agrégation.

A. Les premiers observateurs, frappés de la séche-
resse des plaies au moment de l'apparition des premiers symptômes d'infection purulente, avaient admis
la résorption et le transport du pus en nature.

L'esprit est peu satisfait de cette théorie. Comment
supposer, en effet, que, en quelques heures, une
surface traumatique étroite puisse produire assez de
pus pour faire des abcès multiples? La présence du
pus dans le sang n'est pas aisée à constater à cause de
la ressemblance des globules purulents et des globules
blancs du sang, que Virchow déclare *entièrement
identiques*. Virchow tranche la question d'un mot : Le
pus n'est jamais absorbé comme pus [1].

Le seul cas dans lequel la chose lui paraisse possible est ce qu'il appelle l'intravasation du pus, alors
que ce liquide peut pénétrer dans un vaisseau lésé ou
perforé et parcourir ce vaisseau. Mais, dans cette
hypothèse d'un fait tout mécanique, comment com-
prendre l'influence étiologique de l'encombrement et
de toutes les autres causes débilitantes? Comment
expliquer les épidémies d'infection purulente, etc.?
Quant à l'influence directe du pus pour produire des

[1] Pathologie cellulaire, p. 148.

abcès dans les parenchymes, nous lui opposerons les arguments qui s'adressent à la théorie de l'inflammation veineuse.

B. Bientôt surgit la théorie de la phlébite, qui, grâce aux travaux de Dance, de MM. Cruveilhier, Velpeau, Sédillot et d'une foule d'autres auteurs, prit le premier rang dans l'étiologie de la pyohémie. L'enchaînement des phénomènes supposés est très-aisé à suivre : la veine enflammée produit du pus qui se mêle au torrent circulatoire ; ce pus, transporté dans le poumon, se trouve arrêté par les capillaires, et abandonne quelques globules qui deviennent le centre de fluxions et d'abcès multiples. La chose paraît des plus simples, et cependant que d'objections elle soulève !

D'abord, sans parler de l'opinion de Virchow, qui veut que ce qu'on nomme phlébite suppurée ne soit ni une phlébite ni une suppuration, opinion que nous aurons à contrôler plus tard, cette phlébite, cause de tout le mal, n'est qu'un premier symptôme d'une disposition spéciale sans laquelle la veine n'aurait pas été le siége d'une inflammation diffuse.

2° Il est quelquefois impossible de retrouver la moindre trace de phlébite. « Ne croyez pas que je pense, dit M. Trousseau, que la phlébite doive être l'unique source de l'infection purulente; je sais des faits qui appartiennent à MM. Velpeau et Nélaton, où, malgré les soins les plus attentifs, il fut impossible de retrouver, dans les veines qui desservaient les parties sur lesquelles il y avait eu opération, la moindre trace de pus; il y avait eu cependant infection purulente, et l'autopsie avait démontré l'existence d'abcès métastatiques nombreux [1]. »

M. Lebert partage cette opinion. Dans tous les cas, dit-il, dans lesquels on a observé l'infection purulente sans qu'aucune veine ait été trouvée enflammée, on est bien plus en droit d'admettre une pyohémie spontanée que de supposer une phlébite latente. La pyohémie spontanée sans phlébite antérieure n'est même pas très-rare [2].

« Nous pensons, dit M. Follin, que la phlébite est insuffisante pour expliquer seule la pyohémie. Il n'est pas de bonne logique d'admettre quand même la phlébite dans les cas assez nombreux où la dissection ne la révèle pas [3]. »

[1] De l'infection purulente puerpérale (Union médicale, 1862).

[2] Traité d'anatomie pathologique générale et spéciale, T. I, p. 535.

[3] Pathologie externe, T. I, p. 75.

3º On comprend difficilement la marche du pus traversant le poumon pour aller produire des abcès métastatiques dans le cerveau, les reins, les muscles, etc. Si le pus mélangé au sang est la cause des abcès multiples, ceux-ci devraient se rencontrer dans le poumon ou le foie, suivant que la phlébite siège sur le système veineux général ou celui de la veine porte, et cependant la 18ᵉ expérience de Sédillot prouve que l'infection purulente produite par une altération sur les dépendances de la veine porte peut amener des abcès métastatiques du poumon sans qu'il en existe dans le foie.

4º L'abcès métastatique est supposé formé à l'occasion de la gêne qu'éprouvent les globules purulents en contact avec la circulation capillaire. Mais comment expliquer alors les collections purulentes des articulations, si fréquentes dans l'anatomie pathologique de l'infection purulente? Comment concevoir la suppuration des gaines synoviales ? On ne saurait se rendre compte de ces arthrites suppurées, dit M. Follin, qu'en admettant un état diathésique consécutif à l'infection du sang par le pus.

En résumé, 1º la phlébite suppurative ou diffuse est déjà le symptôme d'une disposition spéciale de l'économie ; 2º on n'est pas en droit de la supposer

là où on ne l'a pas vue ; 3° la présence du pus
dans le sang n'explique , à la rigueur, que les
abcès multiples du poumon ou du foie ; 4° elle ne
peut, dans aucun cas , rendre compte de la suppuration des séreuses splanchniques , articulaires ou
synoviales.

C. M. Tessier avait déjà développé l'idée que l'altération du sang n'était pas la conséquence de son
mélange avec le pus fourni par la plaie ou une veine
enflammée , mais que ce liquide contractait une tendance à se transformer en pus sous l'influence de
certaines circonstances particulières, dont la principale
est l'encombrement. De là , l'admission d'une véritable
diathèse purulente , qui n'est autre chose qu'une modification de l'organisme , caractérisée par la tendance
à la production du pus dans les solides et les liquides
du corps humain.

Que l'altération du sang précède l'infection purulente, nous pensons qu'il ne peut guère y avoir aucun
doute à cet égard ; mais cette considération ne suffit
pas pour nous faire admettre une diathèse ; son existence est ébranlée d'un seul mot : on n'a *jamais*
observé l'infection purulente sans plaie. Que devient
une diathèse qui ne peut se manifester sans un trau-

matisme préalable ? Ce fait prouve toute l'importance étiologique de la solution de continuité.

D. La difficulté d'expliquer l'infection purulente en l'absence de la phlébite a engagé M. Trousseau à se demander si la sérosité purulente, dont l'absorption possible ne peut être mise en doute, ne pourrait pas être considérée comme cause de tous les accidents.

Dans le cas où la phlébite n'a pu être constatée, dit-il, il nous faut accepter qu'il y a eu *très-probablement* absorption de la sérosité du pus à la surface d'une plaie, et que cette sérosité est devenue infectieuse, en vertu de *circonstances non déterminées, mais existantes*. Pourquoi, dans ce cas, ne pas accepter que la sérosité a été *modifiée d'une certaine façon* [1] ? Il ne faut rien moins que le talent et l'éloquence du savant professeur pour jeter de l'intérêt sur l'étude d'une théorie basée sur une série de probabilités. Du reste, cette infection probable du sang, par une sérosité purulente, peut être une circonstance étiologique importante à noter dans l'histoire de la pyohémie, mais ne rend nullement compte de la formation des abcès multiples.

[1] Union médicale, 1862, T. XIV, p. 545.

E. Virchow entend par thrombose une coagulation réelle du sang *en lieu et place*. Le caillot (thrombus) subit des transformations qui commencent par les couches centrales : c'est une espèce de ramollissement, de régression chimique, dans laquelle la fibrine se décompose et se change en une masse granulée sans corpuscules purulents ; elle ressemble à du pus, mais elle n'est pas du pus ; c'est une substance puriforme et non point purulente [1]. Ces thrombus ramollis, faisant quelquefois saillie dans l'intérieur d'une veine plus grosse, peuvent être émiettés par le courant sanguin ; de petites parcelles se détachent, et vont s'enfoncer dans le système capillaire le plus voisin.

« Nous voyons en général, dit Virchow, tous les thrombus de la périphérie du corps produire des oblitérations et des métastases dans le poumon. J'ai longtemps hésité à considérer toutes les inflammations métastatiques des poumons comme produites par des embolies, parce qu'il est très-difficile d'examiner les vaisseaux dans les petits foyers métastatiques. Mais plus je vais, plus je suis persuadé que ce mode de formation est la règle générale. En faisant le relevé statistique d'un grand nombre de cas, on voit, toutes

[1] Pathologie cellulaire, p. 165.

les fois qu'une métastase se produit, apparaître aussi
des thrombus de certaines veines périphériques. Dans
ce moment, par exemple, nous avons une épidémie
assez grave de fièvres puerpérales. Nous avons pu voir,
si diverses que fussent du reste les formes de l'affection, toutes les métastases pulmonaires être accom-
pagnées de thromboses des vaisseaux pelviens ou des
membres inférieurs [1]. »

Voilà nettement exposée la théorie que Virchow
cherche à faire prévaloir, après avoir établi que deux
erreurs avaient guidé les auteurs dans la doctrine de
la pyohémie. D'abord, on croyait trouver dans le sang
des corpuscules purulents, tandis qu'on avait affaire
à des globules blancs; on croyait à du pus contenu
dans les vaisseaux, tandis qu'on avait des caillots
fibrineux ramollis [2].

Virchow a bien vite compris que les thromboses ne
pouvaient pas expliquer, dans l'infection purulente,
les suppurations si fréquentes des cavités closes.
Pensant que la pyohémie est un terme générique, il
réserve pour ces dernières lésions une explication
analogue à celle de M. Trousseau ; il suppose que

---

[1] Pathologie cellulaire, p. 170.
[2] Ibid., p. 174.

diverses substances peuvent se mêler à la masse du sang, non point sous leur forme palpable, mais sous forme de solution ; il croit à une infection de nature chimique, mais sans donner de nouvelles preuves à l'appui.

F. Ce résumé, tout écourté qu'il est, des diverses théories proposées pour expliquer la formation des abcès multiples, nous montre l'impuissance des efforts qui ont été faits jusqu'à ce jour. L'infection purulente est une maladie toujours identique à elle-même et qu'un praticien ne méconnaît jamais ; et cependant il n'est pas une théorie qui puisse l'expliquer dans toutes ses manifestations. En présence de certains symptômes, on est toujours obligé d'avoir recours à l'hypothèse d'une infection chimique du sang, ou à une diathèse, qui, en définitive, ne sont autre chose que des aveux déguisés d'ignorance. Il nous semble que toute obscurité doit disparaître, grâce à une sage intervention, dans cette étude, des progrès récents de la physiologie.

L'infection purulente n'est autre chose qu'une inflammation et une suppuration : or, toute inflammation et toute suppuration, — les physiologistes sont d'accord, — sont sous la dépendance du système

nerveux. L'infection puru!ente n'est jamais primitive,
n'existe jamais sans une plaie préalable ; l'inflammation qui la caractérise n'est qu'une propagation de celle
de la plaie : cette propagation ne se fait et ne peut se
faire que par action réflexe. Ce qui le prouve, c'est
que lés phénomènes réflexes et les lésions diffuses ont
une étiologie commune ; nous n'avons pas besoin de
revenir sur ce fait qui nous a déjà occupé. Ainsi nous
sont expliquées les relations qui existent entre les
lésions diffuses proprement dites et l'infection purulente, à laquelle elles peuvent toutes donner naissance. La moindre cause d'inflammation ne fait pas
naître le travail morbide seulement dans les points
directement influencés ; cette inflammation se propage
tout autour. Si la cause est énergique et le sujet bien
portant, la propagation est très-restreinte, mais l'inflammation réflexe est vive : c'est ce qui a lieu après
l'application du fer rouge ¹. Si le sujet est affaibli et
la cause moins énergique, les phénomènes réflexes
seront moins violents, mais s'étendront davantage :

¹ Qu'il nous soit permis de faire remarquer que nos conclusions d'aujourd'hui ne sont nullement opposées à celles que
nous posions dans le travail sur les lésions diffuses. Le mot
réaction représentait un ensemble de faits réels, mais dont
nous ne connaissions pas l'essence ; il représentait ce que nous
nommons aujourd'hui phénomènes réflexes à courte distance.

ainsi se forme l'érysipèle chirurgical, qui est le type le plus pur de l'inflammation diffuse. Mais le système nerveux ne borne pas toujours la réaction à des nerfs en rapport d'origine avec ceux qui ont été primitivement excités; sous l'influence des causes les plus énergiques de phénomènes réflexes, et surtout d'un appauvrissement considérable du sang, cette réflexion peut se faire à de grandes distances : de là, à la suite d'une plaie, des inflammations et des suppurations souvent fort éloignées; de là, l'explication naturelle de tous les symptômes, quels qu'ils soient, de l'infection purulente.

V.

Nous avons rangé parmi les lésions diffuses ces plaies, dans lesquelles la division des parties vivantes est un fait accessoire, leur caractère essentiel étant l'inoculation d'une matière morbifique.

Les conclusions qui précèdent s'appliquent au plus grand nombre d'entre elles, qui ne sont autre chose que des inflammations et des suppurations diffuses, telles que la pustule maligne, la morve et le farcin.

La rage, la plus grave des plaies envenimées,

rentre-t-elle dans la catégorie des maladies par action réflexe ? Les physiologistes l'admettent aujourd'hui ; et dès-lors la cautérisation agirait comme toujours en faisant naître des phénomènes réflexes très-intenses, mais rapprochés des points excités, mettant le blessé à l'abri des phénomènes réflexes à grande distance. Mais le sujet est trop important pour être traité en quelques lignes, et nous nous réservons de le reprendre plus tard.

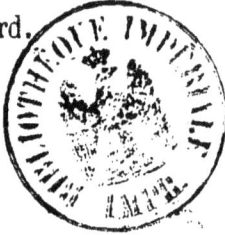

FIN.

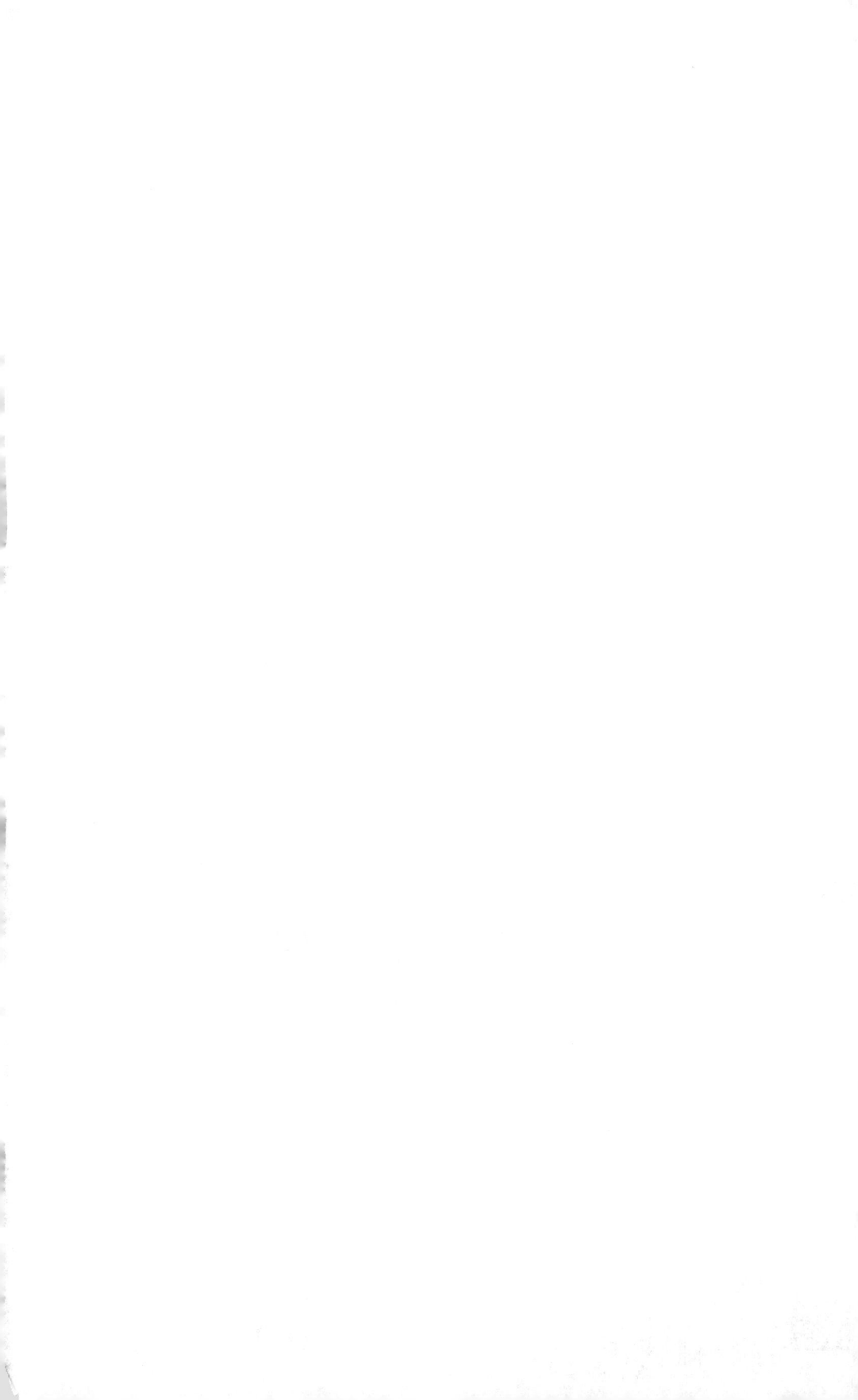